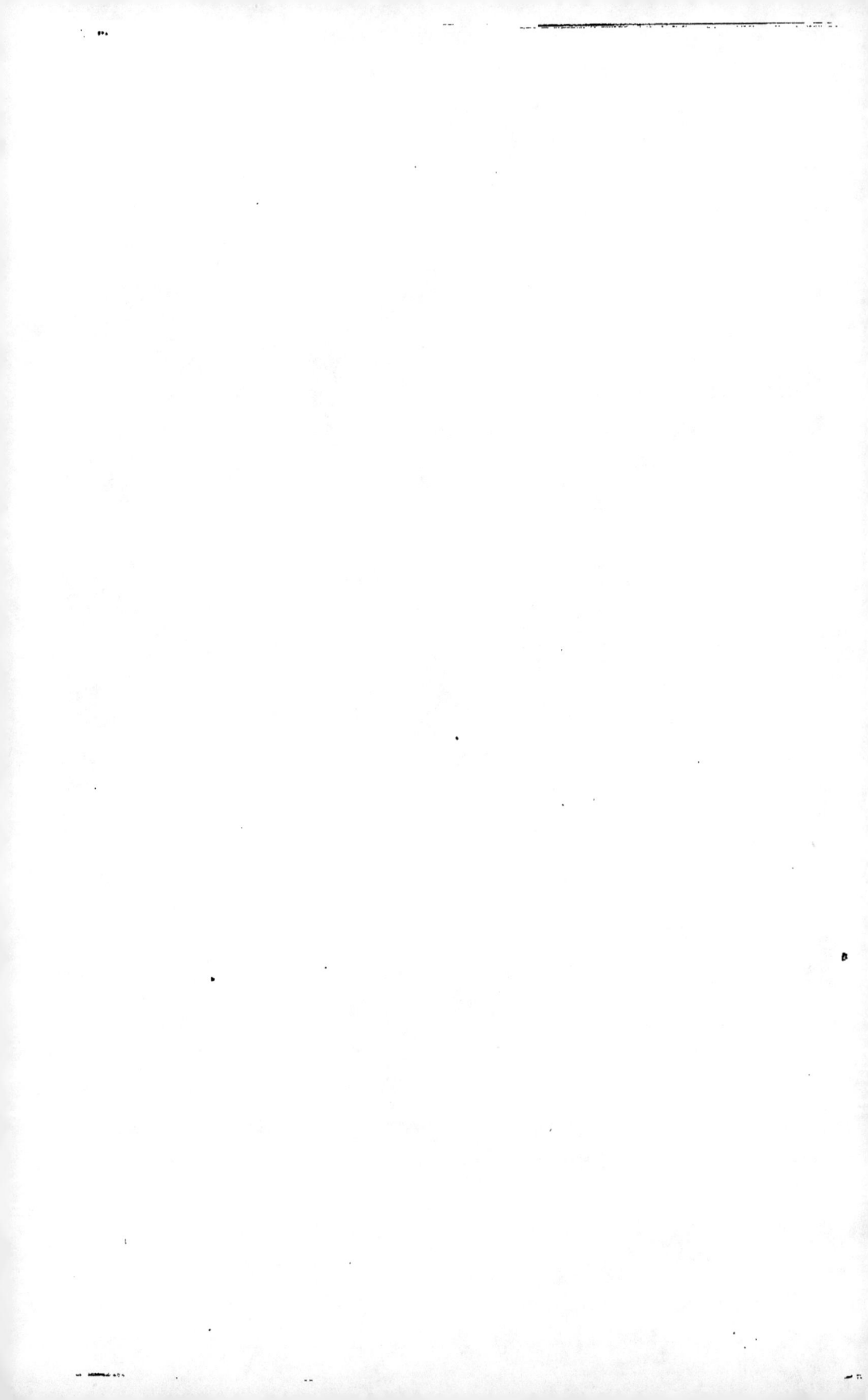

Dr R. BOUTEUIL

TUBERCULOSE

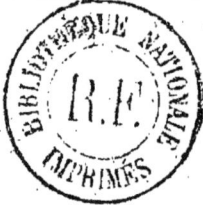

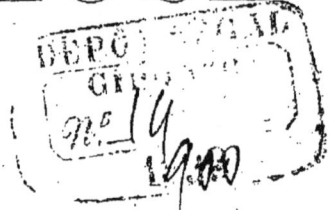

SA

MÉDICATION SPÉCIFIQUE

CABINET MÉDICAL

135, cours Victor-Hugo, BORDEAUX

BORDEAUX

IMPRIMERIE G. GOUNOUILHOU

11, RUE GUIRAUDE, 11

—

1900

Dr R. BOUTEUIL

TUBERCULOSE

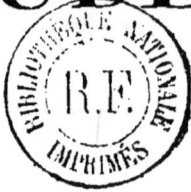

SA

MÉDICATION SPÉCIFIQUE

CABINET MÉDICAL

135, cours Victor-Hugo, BORDEAUX

BORDEAUX

IMPRIMERIE G. GOUNOUILHOU

11, RUE GUIRAUDE, 11

1900

INTRODUCTION

En écrivant ces quelques pages, nous n'avons voulu qu'une chose : montrer en quoi consistait le traitement de la tuberculose, traitement infructueux, et ce que nous obtenons aujourd'hui grâce au remède que nous employons dans notre cabinet; faire ressortir les inconvénients de l'ancienne médication, qui, incapable de guérir la cause de la maladie, ne pouvait en viser que les symptômes, et par ce fait restait inefficace; indiquer brièvement les heureux résultats obtenus chez les malades que nous soignons ou que nous avons soignés et guéris.

Nous n'ignorons pas que nous rencontrerons plus d'un sceptique; beaucoup ne voudront pas nous croire. On a tant et tant parlé de la tuberculose pulmonaire, on a imaginé tant et tant de médicaments, tous aussi inefficaces les uns que les autres, que le public devient prudent et craint d'être trompé.

Mais toute chose vraie et bonne finit par se faire connaître et par s'imposer, même quand il lui manque une confirmation officielle. Cette confirmation, espérons-le, sera bientôt accordée à la nouvelle médication par l'Académie de médecine, aussitôt que nous lui aurons soumis le travail qu'elle nous a demandé et qui est en préparation.

Dr R. BOUTEUIL.

Bordeaux, janvier 1900.

TUBERCULOSE

Sa Médication Spécifique

CHAPITRE PREMIER

Malgré les découvertes de Villemin et de Koch, malgré les nombreuses études poursuivies depuis vingt ans, la tuberculose pulmonaire est toujours restée sans traitement. C'est en vain qu'on s'est adressé aux divers agents bacillicides, à la bactériothérapie, à l'électrothérapie : tous les essais ont échoué. Il serait téméraire de vouloir énumérer les innombrables médications qui ont, tour à tour, été proposées, puis abandonnées; l'arsenal thérapeutique s'est enrichi de beaucoup de remèdes nouveaux, qui, après avoir joui d'un moment de vogue, sont aujourd'hui délaissés par la majorité des médecins.

On a essayé de vacciner les tuberculeux avec des cultures de virulence affaiblie, avec des cultures de tuberculose aviaire; on a fait des inoculations de sang de chèvre, de sérum de chien; toutes ces patientes recherches, restées impuissantes, n'ont donné aucun résultat pratique.

Lorsqu'on eut reconnu la nécessité absolue de soigner l'état général pour permettre à l'organisme de lutter efficacement contre l'invasion et la pullulation des bacilles, on fit un grand pas en avant. Fortifier le terrain: telle fut l'idée qui régna en maîtresse. C'est alors qu'on s'adressa aux modificateurs de la nutrition. Malheureusement, beaucoup de médecins en abusèrent; et loin de relever l'état général, ils l'affaiblirent davantage, en rendant le tuberculeux dyspeptique, ou en aggravant sa dyspepsie préexistante par l'usage prolongé de médicaments tous plus ou moins irritants pour l'estomac.

Aussi la plupart des praticiens sont-ils aujourd'hui de l'avis qu'il faut être très sobre de médicaments chez les phtisiques. On doit donc se conformer scrupuleusement au conseil donné par le professeur Peter « d'entourer de soins pieux l'estomac des tuberculeux »; « mieux vaut nourrir les tuberculeux que les droguer. »

Les modificateurs de la nutrition qu'on a employés sont; l'huile de foie de morue, la glycérine, l'arsenic, l'iode, le soufre, les chlorures, les phosphates, le tannin. Comme agents réputés antiseptiques, la créosote et ses dérivés, et l'eucalyptol.

L'huile de foie de morue est plutôt un aliment qu'un médicament, car il ne faut pas attribuer ses propriétés nutritives aux traces d'iode et de brome qu'elle renferme. La glycérine, qu'on a essayé de substituer à l'huile de foie de morue, est plus nuisible qu'utile, passé certaines doses ; elle produit des phénomènes d'excitation, parfois de la diarrhée. L'iode et les iodures peuvent faire beaucoup de bien ou beaucoup de mal. L'iodoforme a une action douteuse ; ce qui est certain, c'est qu'elle détermine rapidement des troubles digestifs. L'arsenic, par son action trophique sur le système nerveux, serait indiqué dans le début de la tuberculose, mais son emploi se trouve contre-indiqué lorsqu'il y a de la fièvre, des hémoptysies et de la diarrhée. Les préparations ferrugineuses sont généralement bannies, car elles peuvent déterminer la congestion pulmonaire et l'hémoptysie. Quant aux stations balnéaires, nous nous contenterons de citer cette phrase de Laënnec : « Il est probable que les bons effets des eaux minérales sont en partie dus au changement de lieu, car par elles-mêmes elles ont une efficacité douteuse. »

Enfin, nous arrivons à un médicament qui a eu une très grande vogue, trop grande, hélas ! car nous sommes certain que beaucoup de phtisiques auraient vécu plus longtemps, s'ils en avaient fait un usage plus modéré : nous voulons parler de la *créosote*.

On a cru un moment que la créosote était le spécifique de la tuberculose. Cependant, les opinions sur son mode d'action ont souvent été contradictoires. Tantôt on l'a vantée comme stomachique et antiseptique stomacal, tantôt comme antiseptique général. On l'a donnée à tort et à travers, sans aucune mesure. L'intolérance de l'estomac pour ce médicament était mise sur le compte de la maladie, et l'on ne voyait pas que c'était au contraire le remède qui engendrait ou entretenait la dyspepsie. Nous ne pouvons mieux faire que de citer l'opinion du docteur G. Lyon *(Clinique thérapeutique)* : « En somme, la créosote détermine, dans un certain nombre de cas, une amélioration manifeste de l'état local ; mais ce qu'il nous faut bien constater, au risque d'enlever aux médecins leurs dernières illusions au sujet du seul médicament auquel on accorde confiance, c'est que ces améliorations sont passagères dans l'immense majorité des cas, c'est qu'à côté de ses avantages la créosote présente de nombreux inconvénients, en première ligne son action sur le tube digestif... Le temps est passé où l'on espérait, à l'aide de fortes doses, détruire les bacilles de la tuberculose... L'usage de la créosote expose le malade à des troubles digestifs, à des hémoptysies, à des poussées tuberculeuses nouvelles. » Et plus loin, résumant la question, le docteur G. Lyon s'exprime ainsi : « En ce qui nous concerne, nous ne saurions trop conseiller de la rayer du nombre des moyens médicamenteux à employer contre la tuberculose, car si nous avons constaté fréquemment ses inconvénients, il ne nous a pas été donné une seule fois d'en constater les bons effets; par contre, nous avons souvent observé des améliorations notables, imputables uniquement à la suppression de la créosote qui entretenait l'anorexie et les vomissements; dès que le médicament était supprimé, les malades recommençaient à s'alimenter et l'estomac devenait tolérant. Donc, pas de créosote chez les tuberculeux.

Suralimentation. — Dans le traitement de la tuberculose pulmonaire, on s'est efforcé depuis longtemps de faire prendre au malade beaucoup de nourriture. L'inefficacité des médicaments étant reconnue, on pensa que si on fournissait à l'organisme les moyens de se défendre lui-même, la lutte contre les bacilles et leurs toxines devait être facilitée : fortifier le tuberculeux par l'alimentation devint donc la principale et incessante préoccupation du médecin. La mesure était sage; car rien ne vaut la nature pour se défendre elle-même contre la maladie; elle ne demande qu'une chose à l'art : de l'aider dans sa tâche.

Seulement, une objection sérieuse peut être faite à ce mode de traitement. Le phtisique est souvent dyspeptique : il l'est pour ainsi dire toujours au début de sa maladie; comment faire ingérer quoi que ce soit à un malade qui non seulement a perdu l'appétit, non seulement est pris de dégoût à la vue des aliments, mais encore les vomit quand il a pu les avaler? Il importe que le malade mange beaucoup, c'est bien; mais faut-il, et c'est là une condition nécessaire, qu'il puisse manger. L'alimentation, la suralimentation est une chose excellente en théorie, mais souvent irréalisable en pratique; que de praticiens, dont l'art ne saurait être mis en doute, voient leurs efforts incessants échouer contre l'anorexie du tuberculeux : « Je voudrais bien manger, mais la vue seule de l'aliment me dégoûte, » telle est souvent la réponse du malade.

On a donc préconisé la *suralimentation*, la *ration de guérison*, comme l'appelle M. le professeur Grancher. Le *gavage* a été pratiqué chez des sujets qui avaient des vomissements incoercibles. Nous ne sachions pas que les résultats aient été très satisfaisants.

L'alimentation forcée présente, en effet, de nombreux inconvénients. Chacun a pu observer sur lui-même combien il est pénible de bien digérer un aliment qui a été pris avec dégoût, ou par force; « *cela ne passe pas*, » telle est l'expression vulgaire qui donne une juste idée de la sensation éprouvée. Il ne suffit pas en effet qu'un aliment soit introduit dans l'estomac pour que la digestion et l'absorption se produisent; le système nerveux joue un grand rôle dans ces deux ordres de faits, et il est certain que la « sensation de faim », « le plaisir de manger » y entre pour une grande part. Quand l'excitation nerveuse manque, l'estomac ne répond pas; il y a de l'atonie gastrique, d'où dilatation, fermentations, indigestion, lientérie, diarrhée. Les aliments ingérés ne profitent donc pas à l'individu; ils traversent l'estomac et le tube digestif sans servir à l'économie, en produisant les troubles énumérés ci-dessus.

Repos et cure d'air. — Il reste un autre mode de traitement de la tuberculose pulmonaire que beaucoup de médecins ont préconisé et préconisent quotidiennement : c'est le repos et la cure d'air. Inutile de dire que ce sont des moyens que les riches seuls peuvent employer; tout au plus arrive-t-on ainsi à prolonger de quelques mois la vie des phtisiques : nous ne croyons pas que des guérisons aient été obtenues par cette méthode.

On est même tombé dans une exagération regrettable à plus d'un titre. Dans certains sanatoria, on exige des malades le repos absolu; on les condamne à l'immobilité, à rester étendus toute la journée, sous le prétexte que par ce régime il n'y a pas pour l'organisme de déperdition de force. Ce qui est certain, c'est qu'en proscrivant l'exercice, on empêche le libre fonctionnement des mouvements respiratoires, les muscles thoraciques ne tardent pas à s'atrophier, et l'entrée de l'air dont le tuberculeux a tant besoin se trouvant ainsi entravée, le malade dépérit plutôt qu'il ne profite.

Loin de nous, cependant, la pensée de proscrire absolument la *cure d'air*, nous sommes au contraire de l'avis qu'il faut au phtisique le plus d'air possible. Mais nous croyons que si une bonne hygiène, le repos physique et intellectuel, un exercice modéré, le changement de lieu sont de bons adjuvants du traitement, ils ne peuvent pas constituer à eux seuls le traitement proprement dit de la tuberculose pulmonaire.

En résumé, cette cruelle affection est toujours restée sans médication. Les moyens employés jusqu'ici ont été purement palliatifs, et les meilleurs, tels que le repos et la cure d'air, quand ils se sont montrés efficaces, n'ont fait que prolonger de quelques jours la vie des phtisiques; et encore ce mode de traitement ne peut-il être appliqué que chez ceux que la fortune fait indépendants. Quant aux pauvres, ils étaient condamnés à traîner leur malheureuse existence, en attendant patiemment la mort. De plus, on peut dire, d'une façon générale, que la médication dirigée contre la tuberculose pulmonaire a été purement symptomatique. Atténuer la fièvre par la quinine, l'antipyrine, etc., modérer les sueurs nocturnes par les antisudoraux, exciter l'appétit par les amers, calmer la toux et l'expectoration, telle fut la thérapeutique employée de nos jours, et sans succès. La médecine était désespérée, devant son impuissance à combattre cette redoutable affection, et les pauvres malades étaient condamnés inévitablement.

L'idéal était donc de trouver une médication spécifique de la tuberculose, qui, en guérissant l'état local, fît disparaître en même temps tous les symptômes relevant de cet état local, médication à la fois antibacillaire, stomachique et reconstituante.

CHAPITRE II

Le remède que nous appliquons dans notre cabinet a été découvert par M. G. Breyrie, à la suite de patientes recherches poursuivies depuis longtemps. Sur ses indications, nous avons fait de nombreuses expériences qui toutes ont donné les résultats les plus satisfaisants. Nous ne pouvons guère, dans un travail si restreint, entrer dans de trop longs détails sur l'expérimentation que nous avons suivie, ni sur la composition et la préparation du remède, cette question devant faire le sujet d'une publication prochaine. Contentons-nous de dire que ce remède est exclusivement végétal et que son application chez des tuberculeux aux divers degrés de la maladie a été conforme aux résultats de l'expérience : ce que prouvent les observations que nous relatons plus loin. De plus, il constitue le traitement par excellence de la *scrofule* et de toutes les affections qui s'y rattachent. Il agit ici comme remède *préventif* de la tuberculose, car nul n'ignore que la scrofule est la première étape de cette cruelle affection, et que sur cent tuberculeux, quatre-vingt-dix ont été scrofuleux dans leur enfance.

Nous sommes certain qu'il constitue donc la vraie médication de la tuberculose, *curative* et *préventive*, le remède vainement cherché depuis si longtemps par les savants de tous les pays.

Voyons les effets produits pendant les premiers jours de l'application du traitement. On constate *aussitôt la disparition des sueurs nocturnes, de la fièvre tuberculeuse, de l'hémoptysie, de l'anorexie, de la dyspepsie,* tous symptômes propres à la tuberculose pulmonaire. La *toux* devient moins pénible et moins continue; l'*expectoration,* d'abord plus abondante, diminue sensiblement. L'examen des crachats permet de constater que les bacilles de Koch et les microbes associés (streptocoques, staphylocoques, tétragènes, etc.) sont moins nombreux. L'*entérite tuberculeuse* (tuberculose intestinale) elle-même, rebelle à tous les médicaments, ne tarde pas à s'amender. La *laryngite tuberculeuse,* si fréquente, qu'on peut dire sans exagération qu'elle existe chez tous les malades, s'atténue peu à peu.

Mais reprenons en détail chacun des symptômes et voyons comment ils disparaissent.

Troubles digestifs. — Règle générale, le tuberculeux est dyspeptique; l'estomac est de tous les organes selui qui se ressent le premier de la tuberculose pulmonaire. On a dit, et avec raison, qu'il fallait toujours penser à la tuberculose quand on voyait un individu jeune, sans maladie apparente, maigrir et perdre l'appétit. En effet, l'anorexie, la mauvaise digestion sont les symptômes initiaux de l'affection; ils font rarement défaut, et bienheureux les rares phtisiques qui peuvent encore s'alimenter.

Or, il n'existe pas de traitement direct capable de faire renaître l'appétit. Sans doute, les amers peuvent le réveiller momentanément, mais c'est surtout la cause de l'anorexie qu'il faut viser.

Dès le deuxième jour, parfois le sixième jour, *jamais plus tard*, le malade qui a suivi le traitement voit revenir son appétit; il éprouve la sensation de faim perdue depuis des années; et le tuberculeux qui pendant longtemps n'avait éprouvé que du dégoût pour les mets les plus succulents, est lui-même étonné de sentir une amélioration si rapide, et de pouvoir manger comme tout le monde.

Que s'est-il donc passé, et pourquoi un tel changement, si ce n'est que le mal se trouve de prime abord enrayé dans sa marche, que l'état du poumon subit une amélioration dont le retour de l'appétit est l'évidente manifestation?

Fièvre. — « Abaisser la température des tuberculeux, disait Lasègue, c'est commencer à les guérir; mais la fièvre, qui est un tourment pour les phtisiques, est malheureusement le symptôme le plus rebelle aux agents médicamenteux, puisque ces agents sont sans action sur les lésions pulmonaires qui engendrent la fièvre. La fièvre hectique, due à la résorption des produits pyrétogènes dans les cavernes, ne cède ni au repos, ni aux autres moyens. » Ce passage que nous extrayons de la *Clinique thérapeutique* du Dr G. Lyon, donne une idée complète de l'impossibilité de supprimer ou même d'atténuer la fièvre du phtisique. Or, la médication que nous employons « coupe » la fièvre au bout de quelques jours; et cette propriété si importante suffirait à elle seule pour en prouver toute l'efficacité. Quelle est, en effet, la cause de l'élévation de température chez le tuberculeux? Elle est due uniquement à l'imprégnation de l'organisme par la toxine sécrétée par le bacille de Koch et aussi par les diverses toxines sécrétées par les microbes qui se trouvent en grand nombre dans le poumon malade. Il n'est donc pas étonnant que les antithermiques soient restés jusqu'ici impuissants, puisqu'ils sont sans action sur la cause dont la fièvre est le symptôme. Détruisez le bacille et le poison qu'il verse constamment dans le sang, vous supprimerez immédiatement la fièvre.

C'est le résultat que nous obtenons chez tous nos malades. Dès le deuxième jour, la chaleur redevient normale; le sujet est débarrassé de « ce malaise généralisé qui s'empare de lui de quatre à neuf heures du soir »; à cette lassitude accablante succèdent la tranquillité et l'entrain; et de voir disparaître si rapidement cette « fièvre inquiétante » il reprend espoir et se sent comme renaître à la vie.

Sueurs nocturnes. — Un autre symptôme des plus pénibles pour le malade, et qui, par sa répétition, contribue à l'affaiblir beaucoup, ce sont les sueurs nocturnes. Les anti-sudoraux employés à cet effet n'ont qu'une action passagère ; dès qu'on en cesse l'emploi, les transpirations reviennent abondantes.

On a prétendu, à juste raison, qu'il fallait éviter de supprimer brusquement les sueurs des phtisiques, parce qu'elles constituent un moyen d'élimination des produits toxiques sécrétés à l'intérieur du poumon. On a reconnu aussi qu'il était bon de les modérer dans la mesure du possible, et on employait les médicaments dont dispose la thérapeutique (agaric blanc, atropine, ergotine, l'acide camphorique, lotions, etc., etc.). Cette médication toute symptomatique devait forcément rester impuissante. Il fallait, pour supprimer d'une façon radicale les sueurs nocturnes du tuberculeux, s'adresser à la cause qui les produit. Or, c'est ce que nous obtenons grâce à notre remède. Du deuxième au sixième jour, les sueurs disparaissent *peu à peu*. Et ce qui prouve d'une façon irréfutable que le mal est attaqué dans sa racine, c'est justement cette diminution progressive des sueurs. Les toxines sécrétées sont, en effet, détruites au fur et à mesure que le remède exerce son action bienfaisante ; les bacilles de Koch et les autres microbes perdent peu à peu de leur virulence ; et l'organisme n'ayant plus besoin d'éliminer ce qui l'embarrassait, on ne constate plus le symptôme « sueurs », indice d'un mauvais état local.

Désormais, le malade, qui ne pouvait passer une nuit entière sans se réveiller deux ou trois fois pour changer de linge, dort d'un sommeil paisible et prend un repos complet.

Autres symptômes. — Au début du traitement, la toux qui était sèche, quinteuse et pénible, se modifie rapidement : elle facilite l'expectoration qui tout d'abord *augmente d'abondance ;* cette augmentation dans la quantité des crachats soulage le malade ; l'essoufflement disparaît : le sujet se sent plus « dégagé », ce que confirme d'ailleurs l'auscultation.

L'hémoptysie, quelque abondante qu'elle soit, est rapidement supprimée. Les crachats, parfois teintés en rouge, reprennent leur aspect habituel, et ne contiennent plus ces filets de sang qui causent au malade un si pénible effroi.

Les autres symptômes de la tuberculose, moins importants et moins fréquents, tels que palpitations de cœur, douleurs thoraciques, insomnie, disparaissent rapidement sous l'influence de la médication.

Résumé. — En résumé, tous les symptômes propres à la tuberculose pulmonaire se trouvent complètement enrayés en une durée de quelques jours, et simultanément l'état général subit une notable amélioration. Le phtisique, n'ayant plus ni fièvre, ni sueurs nocturnes, ni hémoptysie, ni troubles digestifs, reprend vite son train de vie habituel.

L'appétit devient même considérable, au point que nous sommes souvent forcé de réduire la ration alimentaire, pour éviter la congestion des organes. On conçoit, en effet, qu'il serait imprudent de permettre d'emblée une alimentation copieuse, eu égard à la débilité de l'estomac et à l'affaiblissement dans lequel se trouve l'organisme. Les tuberculeux avancés, qui sont restés longtemps sans s'alimenter, se trouvent absolument dans le cas des individus qui ont souffert de la faim. L'histoire nous rappelle que des affamés à qui on avait permis de manger tout leur saoul, pour satisfaire un appétit féroce, ont été victimes de leur gourmandise, tandis que ceux qui avaient mangé modérément au sortir de leur jeûne forcé, n'ont éprouvé aucun inconvénient. Il en est de même pour certains phtisiques, dont l'estomac est resté longtemps sans fonctionner; une alimentation trop abondante d'emblée ne peut que leur être funeste; beaucoup de praticiens, même partisans de la suralimentation à outrance, partagent notre avis.

Grâce à notre médication, le sujet reprend son embonpoint perdu, ses forces reviennent peu à peu; à la torpeur intellectuelle succède l'entrain au travail : l'homme de cabinet reprend ses occupations, l'ouvrier son travail manuel. Les lésions pulmonaires ne tardent pas à se réparer : les bacilles disparaissent des crachats. Le tuberculeux (qui ne l'est plus) s'achemine à grands pas vers la guérison complète, qui peut être obtenue en une moyenne de six mois.

OBSERVATION I.

Aug. Marchais, trente-trois ans, sertisseur.

Rien à signaler dans ses antécédents héréditaires. Bonne santé jusqu'à quatorze ans, époque à laquelle il est atteint de céphalalgie frontale, survenant par accès. Il s'enrhume facilement. Bronchites fréquentes. A vingt ans, blennorragie. Réformé de l'armée pour *faiblesse de constitution*. Il commence alors à perdre l'appétit et à maigrir. Quelques sueurs nocturnes. Toux sèche. En septembre 1897, refroidissement, bronchite aiguë; pour la première fois surviennent des hémoptysies. Sueurs nocturnes et fièvre. Amaigrissement de dix livres. Toux, expectoration abondante. S'alite au mois de janvier.

En 1898, son état s'aggrave. Crachats purulents, souvent teintés de sang. Plusieurs hémoptysies. Inappétence complète. Il entre à l'hôpital Saint-André au mois d'octobre. Soigné pour la tuberculose pulmonaire. Son état empirant, il quitte l'hôpital le 15 décembre et se présente à nous le 21 du même mois.

Etat actuel. — Maigreur extrême, face pâle, grande faiblesse rendant la marche impossible. Oppression continue. Attitude courbée. A la percussion, submatité dans toute l'étendue du poumon droit. Submatité à gauche dans la région claviculaire. A l'auscultation, à droite, gros râles humides, nombreux, souffle caverneux en plusieurs points, gargouillement. Broncho-égophonie. Sommet gauche atteint : respiration soufflante, craquements secs dans la région sous-claviculaire et sous-épineuse. Palpitations de cœur. Pouls petit et rapide. Appétit perdu. Légère diarrhée. Fièvre tous les soirs. Sueurs nocturnes profuses. Toux fréquente, expectoration abondante. Crachats épais, purulents, striés de sang. Présence de bacilles de Koch, avec des streptocoques, des staphylocoques et des tétragènes.

Le remède est appliqué le même jour, à la dose de deux petits verres,

Huit jours après. — Amélioration sensible. Disparition de la fièvre. Sueurs beaucoup moins abondantes. L'appétit renaît, les forces reviennent. La marche s'effectue sans fatigue.

Quinze jours après. — Le malade va de mieux en mieux. Plus de fièvre ni de sueurs nocturnes. Appétit excellent, digestion bonne. Selles régulières. La toux s'amende ; respiration facile, oppression à peine sensible. Pendant le mois de janvier et de février, l'amélioration continue. Tous les symptômes ont disparu. « Je me croirais guéri, dit-il, si je ne toussais et crachais encore un peu. » Augmentation du poids : dix livres. L'appétit est considérable. Etat pulmonaire très satisfaisant ; les lésions rétrocèdent et se réparent. Les bacilles ont notablement diminué de nombre ; absence de microbes étrangers.

Le malade continue son traitement. Il est atteint à plusieurs reprises de quelques poussées de bronchites qui cèdent facilement. Il arrive ainsi jusqu'en septembre. Il a repris son embonpoint. Il tousse à peine et crache un peu. A la percussion, légère submatité à la région claviculaire droite. A l'auscultation, plus de signes cavitaires, plus de râles. Respiration quasi alvéolaire. Les bacilles ont disparu des crachats.

Aug. Marchais se sent assez robuste pour travailler. Il vendange pendant trois semaines, et malgré la mauvaise saison, sa santé n'est en rien éprouvée. Aujourd'hui, il est guéri et exerce son métier de ferblantier.

L'observation qui précède montre un cas de guérison obtenu chez un tuberculeux au troisième degré. Le poumon droit était malade dans sa totalité ; le sommet gauche était atteint. Le sujet avait été condamné par tous ceux qui l'avaient soigné. Grâce à la médication, il a pu se rétablir très rapidement et recommencer son travail, au bout de neuf mois de traitement.

OBSERVATION II.

Mme Auriau, vingt-neuf ans, lisseuse.
Mari mort de phtisie pulmonaire. Malade depuis ses der-

nières couches, survenues six mois avant la mort de son mari. Métrorragies abondantes à plusieurs reprises pendant deux ans. Subit l'amputation du col. En mai 1898, bronchite aiguë, hémoptysie, toux continue, crachats teintés de sang. Amaigrissement. Inappétence complète. Sueurs profuses. Elle se présente à nous en janvier 1899.

Face pâle, maigre. A la percussion, submatité assez étendue à droite, en avant, et dans la fosse sous-épineuse. Sonorité conservée à gauche. A l'auscultation, râles humides assez nombreux, respiration soufflante, bronchophonie. Pertes blanches abondantes. Présence des bacilles dans les crachats.

Le remède est appliqué à la dose de deux petits verres par jour.

Dès le troisième jour, retour de l'appétit, disparition des sueurs. Huit jours après, augmentation du poids : deux livres. Les forces reviennent peu à peu. Un mois après, les pertes blanches ont cessé, la malade n'a plus ni fièvre, ni sueurs. L'appétit est excellent. Elle peut reprendre son métier de lisseuse.

En mars, l'état général est très satisfaisant. Augmentation du poids : dix-huit livres. La face a repris son coloris normal. Plus de toux ni d'expectoration. La sonorité est revenue à droite. Respiration alvéolaire. La malade continue le traitement d'une façon très irrégulière. En juin, elle est complètement guérie. Nous revoyons Mme Auriau de temps en temps; elle jouit maintenant d'une excellente santé.

OBSERVATION III.

M. G..., ébéniste, quarante et un ans.

Rien à signaler dans ses antécédents héréditaires. Bonne santé jusqu'à dix-huit ans. Depuis, bronchites fréquentes. Quelques saignements de nez. Marié à vingt-cinq ans. Il y a cinq ans, un de ses enfants meurt à vingt-six mois de méningite tuberculeuse. En octobre 1898, bronchite aiguë. Hémoptysies. Toux, expectoration. Pendant un an, son état ne s'améliore pas. Inappétence, amaigrissement. Essoufflement et fatigue au moindre travail; toux continue. Laryngite depuis cinq mois environ. Fièvre le soir. Sueurs abondantes. Il se plaint d'une sensation de chaleur cuisante aux jambes, survenant à la tombée de la nuit. Il se présente à nous le 19 septembre 1899. Maigreur, pâleur, pommettes colorées. Voix enrouée. Toux quinteuse et pénible.

A la percussion, submatité aux deux sommets, plus étendue à droite. A l'auscultation, respiration soufflante et saccadée. Râles humides à droite. Crépitation sèche à gauche. Présence de bacilles dans les crachats.

L'appétit est perdu. Digestion très difficile. Vomissements fréquents. Le remède est appliqué à la dose de deux petits verres par jour.

Trois jours après, retour de l'appétit. Digestion bonne.
Suppression de la fièvre et des sueurs. Huit jours après,
amélioration très sensible. Appétit excellent. Augmentation
du poids : deux livres. La voix s'est éclaircie. La toux
s'amende. Expectoration moins abondante. En octobre, l'état
général s'améliore de plus en plus. Les forces sont totale-
ment revenues. Le poids du corps a augmenté de quatre
livres. La submatité disparaît. On ne constate qu'une légère
crépitation dans la fosse sous-épineuse droite. La respiration
est quasi alvéolaire. En novembre, l'amélioration persiste,
malgré une bronchite contractée à la suite d'un refroidissement. État général excellent. Plus de bacilles dans les
crachats, qui sont de plus en plus rares. Le malade a repris
tout à fait son métier.

OBSERVATION IV.

M. B..., docteur en médecine, vingt-six ans.
Neurasthénique. Se présente à nous le 8 août 1899. Au
mois de juin, pleurésie droite. Depuis, inappétence, fièvre
quotidienne, sueurs nocturnes, toux, expectoration peu
abondante. Vomissements fréquents après le repas. Diarrhée.
Amaigrissement considérable. Poids actuel : cinquante-
sept kilos.
État actuel : Maigreur extrême ; face pâle, grande faiblesse.
Essoufflement au moindre exercice. Infiltration tuberculeuse
de toute la moitié du poumon droit. Nombreux bacilles dans
les crachats. Streptocoques et tétragènes. Traitement suivi
pendant quarante jours. Dès le troisième jour, disparition
de la fièvre, des sueurs et des vomissements. Retour de
l'appétit, bonne digestion. Au huitième jour, l'état général
s'est notablement modifié : appétit excellent ; augmentation
de poids : deux kilos. Au quinzième jour, bacilles moins
nombreux dans les crachats ; les streptocoques et les tétragènes ont disparu ; le poids du corps a augmenté d'un kilo.
Après trois semaines, état général excellent ; poids : soixante-
deux kilos ; les forces sont revenues. Au bout d'un mois, les
phenomènes objectifs se sont modifiés considérablement : la
respiration est presque normale au poumon droit. Encore
une toux légère. M. B... est obligé de partir à l'étranger. Il
nous écrit que l'amélioration persiste et qu'il éprouve
toujours le même bien-être ; le poids du corps a encore
augmenté : il pèse maintenant soixante-sept kilos.

OBSERVATION V.

M. M..., boucher, vingt-deux ans, se présente à nous le
10 mai 1899. Son père est mort à quarante-sept ans de
phtisie pulmonaire. Adénite cervicale dans son enfance.
Fièvre typhoïde à treize ans. Epistaxis fréquentes. S'enrhume
plusieurs fois l'an. Il y a deux ans, fluxion de poitrine ; depuis, il se plaint d'une toux fatigante, d'essoufflement, de

perte d'appétit et d'amaigrissement; quelques sueurs nocturnes. Réformé de l'armée. En janvier 1899, hémoptysie qui
se répète en avril. Sueurs plus abondantes, fièvre le soir,
inappétence complète. Amaigrissement notable. Laryngite.

À l'examen, jeune homme bien constitué, maigre, pâle. À
la percussion, submatité assez étendue à droite. Sonorité
masquée à gauche dans la région sous-claviculaire. Respiration soufflante, râles humides assez nombreux au poumon
droit. Bacilles dans les crachats. Le traitement est appliqué
le même jour, suivi d'une façon très irrégulière.

Le troisième jour, amélioration sensible, disparition des
sueurs et de la fièvre. Léger appétit. Huit jours après, amélioration plus marquée; bien-être général; appétit excellent.
La voix est plus claire. Un mois après, le poids du corps
a augmenté de trois kilos. Les forces reviennent avec l'appétit. Les phénomènes objectifs se modifient parallèlement:
submatité moins étendue, localisée à la région sous-claviculaire et sous-épineuse droite; râles moins nombreux, respiration presque normale. Les bacilles diminuent dans les
crachats. En juillet, état général excellent. Augmentation
de poids: 5 kilos. En septembre, le malade se sent assez
robuste pour reprendre son travail. L'amélioration s'est
maintenue. Les forces sont complètement revenues. À l'auscultation, une légère crépitation dans la région sous-claviculaire. Malgré notre avis contraire, le sujet cesse son traitement. Il nous revient le 24 novembre avec une poussée;
depuis six jours, il a eu plusieurs hémoptysies; voix enrouée. Quelques râles humides au poumon droit. Absence
de fièvre, de sueurs; persistance de l'appétit. On le soumet
au traitement qui, au bout de deux jours, arrête complètement ses hémoptysies.

CHAPITRE III

Scrofule. — « On entend par *maladies scrofuleuses* un
groupe d'affections inflammatoires des ganglions lymphatiques, du tégument externe, des muqueuses, du tissu cellu-
laire sous-cutané, des os et des articulations, qui se distin-
guent cliniquement par leur tendance à la chronicité, *leur
résistance opiniâtre au traitement*, et anatomiquement par
des transformations régressives (caséification, infiltration
graisseuse), ou par des néoplasies destructives (fonte puru-
lente, ulcération). On appelle *scrofule* le vice constitutionnel,
la diathèse, dont les maladies scrofuleuses ne sont que
l'expression. » (D'Espine et Picot, *Traité des maladies de
l'enfance.*)

Il est bien démontré aujourd'hui que la scrofule est la
première étape de la tuberculose; aussi l'a-t-on appelée justement « tuberculose infantile », « scrofulo-tuberculose ». On
a constaté, en effet, dans la plupart des affections scrofuleuses la présence du bacille de Koch; et si certaines

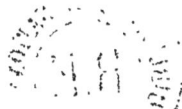

maladies scrofuleuses, telles que l'impétigo, l'eczéma, les catarrhes de la muqueuse du nez, la conjonctivite, ne sont pas à proprement parler tuberculeuses, elles servent du moins de porte d'entrée au bacille, qui s'installe dans les ganglions lymphatiques, et peut de là infecter les autres organes.

Les manifestations de la scrofule sont multiples; on peut dire, sans être taxé d'exagération, qu'elle n'épargne aucun organe. Cependant, la peau, les muqueuses, les ganglions lymphatiques, les os et les articulations en sont le siège habituel.

La scrofule se développe à la peau sous forme d'eczéma impétigineux, caractérisé par des éruptions qui apparaissent sur le visage, autour des yeux, des narines, des lèvres, derrière les oreilles, parfois sur le tronc et les membres; on les appelle vulgairement *gourmes*. Elle donne naissance au *lupus*, et aux abcès désignés sous le nom d'*humeurs froides*.

Les yeux sont fréquemment le siège d'inflammations scrofuleuses. Citons comme les plus communes, la *blépharite ciliaire* qui présente les symptômes suivants : paupières rouges, yeux chassieux, croûtes au point d'implantation des cils; la *kérato-conjonctivite*, si rebelle à tout traitement.

Les fosses nasales sont souvent atteintes de *coryza scrofuleux :* le nez se gonfle et se remplit de croûtes sous lesquelles on aperçoit la muqueuse ulcérée. A l'oreille, on constate un écoulement chronique, purulent et fétide, qui laisse à sa suite une surdité incurable.

Mais la scrofule se manifeste surtout par l'engorgement des ganglions lymphatiques (écrouelles, strumes). Cette forme est si fréquente qu'on l'a toujours regardée comme la marque caractéristique de la maladie. Ces tumeurs ganglionnaires siègent de préférence à la région cervicale, soit à la base de la mâchoire inférieure, soit à la nuque, soit sur les parties latérales du cou. Le plus souvent, elles s'enflamment, s'ulcèrent et donnent lieu à des fistules qui, après avoir suppuré pendant plusieurs mois, se ferment en laissant une cicatrice indélébile.

Citons encore la carie, l'ostéite et la périostite chronique, les tubercules des os, l'arthrite fongueuse, le mal de Pott, la coxalgie, les tumeurs blanches des membres, « maladies si longues dans leur marche, si graves dans leurs terminaisons, qui constituent la scrofule des os et des articulations. »

La scrofule est une maladie redoutable, car « la maladie scrofuleuse la plus légère ne dure pas moins de plusieurs mois; et quand l'affection est grave, elle se prolonge pendant une ou plusieurs années (Guersant). Et quand, après un long traitement, on croit avoir obtenu une guérison, on voit la diathèse réapparaître dans l'âge mûr sous forme de lupus ou de tumeur blanche. Les enfants meurent épuisés par de longues suppurations ou sont emportés rapidement par une phtisie pulmonaire ou une méningite tuberculeuse.

Mais ce qui assombrit encore plus le pronostic de la scro-

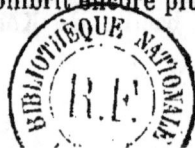

fule, c'est la possibilité, pour ne pas dire la certitude, qu'il y a pour le scrofuleux de devenir plus tard tuberculeux. Interrogez un sujet atteint de tuberculose pulmonaire, vous trouverez neuf fois sur dix dans ses antécédents une affection scrofuleuse. La scrofule, en effet, crée un terrain propice au développement du bacille de Koch; les cellules de l'organisme, affaiblies par la maladie, ne peuvent se défendre efficacement contre le germe morbide, et alors se déclare avec tous ses symptômes la tuberculose pulmonaire.

Il est donc de toute nécessité de *guérir* le scrofuleux, pour l'empêcher de devenir *tuberculeux* : la scrofule supprimée, il n'y aurait presque plus de tuberculose. Aussi les praticiens ont-ils compris l'importance qu'il y avait à fortifier le scrofuleux; ils ont employé les bains de mer, les eaux thermales, l'huile de foie de morue et les préparations ferrugineuses. Malheureusement, la scrofule est le plus souvent rebelle à tous les traitements; à peine a-t-on réussi à en guérir une des manifestations qu'elle se développe de nouveau sous une autre forme; d'année en année, les localisations se succèdent.

Ce qui explique l'insuccès des méthodes employées, c'est l'impossibilité de débarrasser l'organisme du germe morbide, cause de tout le mal. Appliquez une médication qui détruise ce germe morbide, vous guérirez le scrofuleux : vous le mettrez à l'abri de nouvelles manifestations de la maladie et vous l'immuniserez contre la tuberculose pulmonaire.

Ce qui est vrai pour la tuberculose devait l'être pour la scrofule, puisque ces deux affections reconnaissent la même cause, le même micro-organisme : le bacille de Koch; le remède curatif de la tuberculose pulmonaire devient de ce fait le spécifique de la scrofule.

C'est ce que prouvent les résultats obtenus chez les scrofuleux que nous avons soignés. Des enfants, atteints depuis longtemps d'affections scrofuleuses, maigres et chétifs, couverts d'ulcères, d'écrouelles en suppuration, de fistules intarissables, en un mot, que rongeait la scrofule, en ont été vite débarrassés grâce au remède de G. Breyrie et possèdent aujourd'hui une santé florissante. Les deux observations que nous relatons ci-après sont une preuve évidente de l'efficacité de la médication que nous employons.

OBSERVATION I.

Henri B..., âgé de six ans. Père bien portant. Mère tuberculeuse. Une sœur morte à trois ans de méningite tuberculeuse. Malade depuis deux ans et demi. On nous le présente en novembre 1898. C'est absolument le type classique du scrofuleux. Enfant blond, maigre, d'un teint de cire; grands yeux, sclérotique très bleue; paupière supérieure épaisse et tombante; les bords libres des paupières sont couverts de petites croûtes (blépharite ciliaire). Les narines sont larges, épaisses, violacées; on aperçoit des croûtes sanieuses dans les fosses nasales ; les dents sont striées et en lame de scie ; les gencives, le palais sont très pâles. L'oreille gauche est le siège d'un écoulement fétide qui dure depuis quatre mois. Les ganglions cervicaux et sous-maxillaires sont très engorgés. Le cou est énorme. Thorax peu développé ; angle sternal très prononcé. Le cou-de-pied droit est depuis longtemps le siège d'une suppuration, et à l'examen on constate des signes d'ostéo-arthrite ; l'enfant ne peut pas se servir de son pied.

Inappétence ; légère diarrhée ; amaigrissement considérable. Le traitement est appliqué le même jour.

En quinze jours, l'appétit est revenu ; quelques éruptions eczémateuses ont disparu ; le cou diminue de grosseur ; la suppuration du cou-de-pied devient moins abondante, ainsi que l'écoulement de l'oreille.

Au bout d'un mois, le poids du corps a augmenté de trois livres ; l'appétit est excellent ; les fosses nasales sont libres ; d'autres poussées eczémateuses ne se sont pas produites.

En janvier 1899, l'enfant n'est plus le même : peau fraîche, rosée, figure pleine ; l'écoulement de l'oreille n'existe plus ; cependant il y a encore un peu de faiblesse de l'ouïe ; l'ostéo-arthrite est en voie de régression ; le jeune malade commence à se servir de son pied ; il persiste encore une légère tuméfaction de la région, et à la pression on fait sourdre parfois un liquide séro-purulent.

En mars, état général on ne peut plus satisfaisant. Il ne reste plus aucune trace de la maladie. L'enfant est fort et bien portant, si changé que des parents éloignés qui l'avaient vu malade ne pouvaient le reconnaître. La marche s'opère sans difficulté ; l'enfant va à l'école. Jusqu'à ce moment, sa santé est restée excellente.

OBSERVATION II.

Émile A..., âgé de cinq ans. Père mort de phtisie pulmonaire six mois après la naissance de l'enfant. Mère atteinte de tuberculose pulmonaire. Une sœur âgée de dix ans bien portante. Nourri par sa mère jusqu'à six mois, puis au biberon. L'enfant profite peu ; il reste chétif et pâle. Il s'enrhume constamment. Vers trois ans, il perd l'appétit ; la mère constate alors un engorgement assez marqué des ganglions sous-maxillaires et de la nuque. En même temps, apparaissent sur le corps des éruptions impétigineuses : derrière les oreilles, autour des narines, sur les jambes et les bras. Au moindre traumatisme, se développe une plaie qui persiste longtemps avant de se cicatriser. Les éruptions résistent à tous les traitements.

La mère nous présente son fils en janvier 1899. Enfant petit pour son âge, pâle, paupières longues, nez très fort, dents striées. Le visage est le siège d'éruptions eczémateuses ; des croûtes remplissent les fosses nasales. On constate aussi l'existence d'ulcérations derrière l'oreille droite, au poignet, aux genoux, à la partie antérieure de la jambe. Chapelet ganglionnaire au cou; ganglions sous-maxillaires engorgés (au nombre de cinq ou six); les ganglions de l'aine sont plus nombreux et plus gros que d'habitude. L'enfant est atteint depuis longtemps de coryza et d'une toux continue, sèche et pénible. A l'auscultation, nous constatons des signes de bronchite.

Inappétence, somnolence, un peu de fièvre, transpire facilement la nuit. Le traitement est appliqué à la dose de deux demi petits verres par jour.

Au bout d'une semaine, l'enfant éprouve une bonne amélioration; l'appétit est revenu; la toux s'est amendée, quelques ulcérations se cicatrisent.

En un mois, le poids du corps a augmenté de quatre livres; les ganglions se dégorgent; les éruptions, sauf celles de la jambe et des fosses nasales, sont tout à fait cicatrisées. L'appétit est excellent. En deux mois, ces dernières ont disparu, en même temps que le coryza et la bronchite. Les ganglions deviennent plus petits; quelques-uns disparaissent. L'enfant continue son traitement pendant deux autres mois. L'état général est excellent. Le visage est bien coloré; le poids du corps a augmenté de cinq livres. Il est complètement guéri. Nous continuons à voir Emile A..., l'amélioration persiste et, aujourd'hui, il jouit d'une santé parfaite.

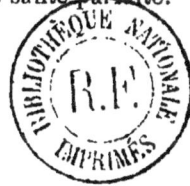

Bordeaux. — Imp. G. GOUNOUILHOU. rue Guiraude. 11.

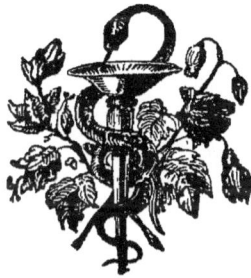

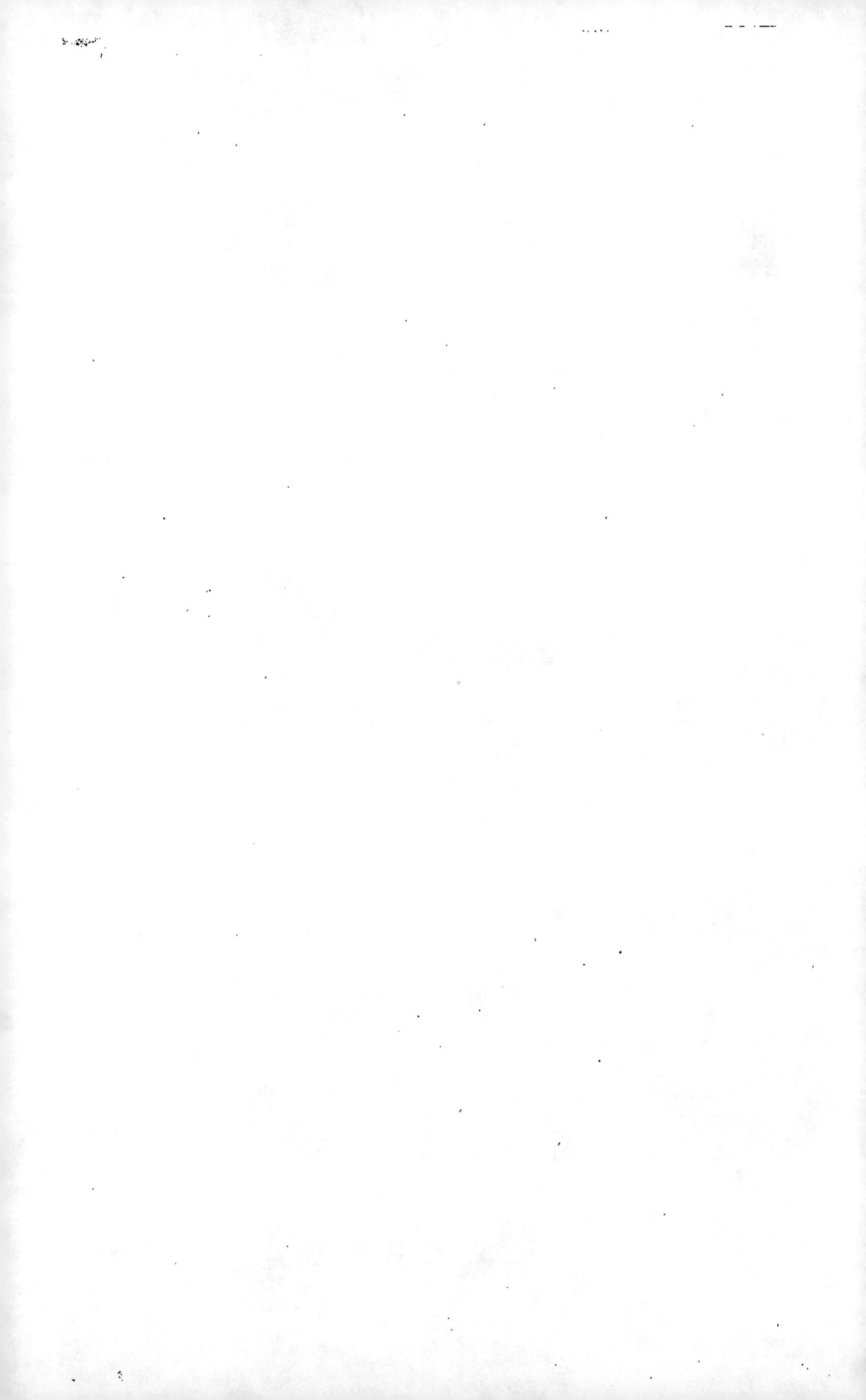

www.ingramcontent.com/pod-product-compliance
Lightning Source LLC
Chambersburg PA
CBHW060513200326
41520CB00017B/5023